DU TRAITEMENT

DU

MAL SOUS-OCCIPITAL

À L'AIDE D'UN APPAREIL PLATRÉ

PAR

Stephane-Jean-Louis-Henry **LEMANSKI**

DOCTEUR EN MÉDECINE DE LA FACULTÉ DE PARIS

PARIS

ALPHONSE DERENNE

52, Boulevard Saint-Michel

1883

DU TRAITEMENT

DU

MAL SOUS-OCCIPITAL

A L'AIDE D'UN APPAREIL PLATRÉ

DU TRAITEMENT

DU

MAL SOUS-OCCIPITAL

A L'AIDE D'UN APPAREIL PLATRÉ

PAR

Stephane-Jean-Louis-Henry **LEMANSKI**

DOCTEUR EN MÉDECINE DE LA FACULTÉ DE PARIS

PARIS

ALPHONSE DERENNE

52, Boulevard Saint-Michel

1883

DU TRAITEMENT

DU MAL SOUS-OCCIPITAL

A L'AIDE D'UN APPAREIL PLATRÉ

INTRODUCTION

En parcourant les auteurs qui se sont spécialement occupés des tumeurs blanches des articulations occipito-atloïdiennes et atloïdo-axoïdiennes et en particulier du traitement des tumeurs blanches sous-occipitales on voit qu'ils se sont surtout attachés à répondre à deux indications formelles :

1° De prévenir les déplacements ;

2° De lutter contre les contractures musculaires, et d'empêcher que la lésion fasse de nouveaux progrès.

C'est dans la pensée de répondre à ces deux indications que, sous les bienveillants auspices de M. le professeur Duplay, nous avons entrepris de décrire un nouvel appareil employé actuellement par l'éminent maître dont nous venons de citer le nom et qui le premier a eu l'idée d'apporter des modifications au « *Plaster-Jacket* » du Dr Sayre. Le « *Plaster-Jacket* » fut employé comme on le sait, pour la première fois par le Dr Sayre, chirurgien de New-York, dans le traitement des *déformations rachidiennes* et du *mal de Pott*, affections dont l'histoire générale est insépa-rable de celle de l'arthrite fongueuse vertébrale.

Qu'il nous soit donc permis tout d'abord d'adresser nos sincères remerciements à notre savant maître M. le pro-fesseur Duplay qui a bien voulu nous fournir tous les élé-ments nécessaires, ainsi que le modus faciendi de l'applica-tion de l'appareil.

Certes nous n'aurions pas osé aborder ce sujet si nous n'avions été inspiré des très-éclairés conseils de M. le pro-fesseur Duplay que nous prions d'accepter ce travail, mal-gré son imperfection, comme témoignage de notre profonde et vive reconnaissance.

Nous nous proposerons donc de démontrer et l'utile efficacité de cet appareil et sa facile application. Dans ce but nous traiterons d'abord le plus succinctement possible de quelques généralités sur le mal sous-occipital, un ex-posé des différentes méthodes de traitement usitées jusqu'à ce jour ; puis la prescription de la méthode américaine mo-difiée ; le modus faciendi sur lequel nous croyons devoir insister plus longuement ; et enfin, citer l'observation du malade chez lequel nous avons pu appliquer ce nouvel appareil.

CHAPITRE PREMIER

QUELQUES GÉNÉRALITÉS SUR LES TUMEURS BLANCHES DES ARTI-
CULATIONS OCCIPITO-ALTOÏDIENNES ET ALTOÏDO-AXOÏDIENNES
(TUMEURS BLANCHES SOUS-OCCIPITALES).

Cette maladie désignée successivement sous les noms
d'angine par Hippocrate, à cause du phénomène qu'elle
produit dans l'arrière-gorge, fut connue de Galien et d'Aé-
tius; Van Swieten en parle dans ses commentaires ; plus
tard désignée sous la dénomination de luxation spontanée de
l'occipital sur l'atlas et de l'atlas sur l'axis (Schupke,
MM. Aug. Bérard, Ollivier d'Angers) ; Spondylarthrocace
des premières vertèbres (Rust, Lobstein) ; dégénérescence
occipito et atloïdo-axoïdienne (M. Vidal de Cassis) ; arthrite et ostéite cervicales (Samson aîné) carie des vertèbres
cervicales (Guersant) carie occipito-vertébrale (M. Gerdy),
etc., etc.

C'est Teissier (1) (de Lyon) qui le premier dans sa
thèse inaugurale, proposa de donner le nom de tumeur
blanche, dénomination employée encore de nos jours.

Cette maladie quoique beaucoup plus fréquente dans
l'enfance et la jeunesse, se rencontre cependant dans l'âge
mûr ; nous en trouverons d'ailleurs un exemple dans notre
observation.

1. *De la tumeur blanche des articulations occipito-atloïdiennes
et atloïdo-axoïdiennes*, thèse de Paris, 1841).

Son diagnostic est en général facile ; dans son début toutefois elle pourrait être confondue avec une angine, un torticolis, un phlegmon du cou.

Les signes fournis par l'examen de la gorge dans le premier cas ; le siège de la douleur plus vive et généralement localisée dans un autre point que la fossette de la nuque lorsqu'il s'agit d'un torticolis ou d'un phlegmon, permettront d'éviter toute confusion.

Il est souvent plus difficile de reconnaître le siège de la lésion et la variété des déplacements très-communs dans cette maladie et qui entraînent avec eux de fâcheuses conséquences.

L'intégrité des mouvements de rotation de la tête devrait faire supposer que l'articulation atloïdo-axoïdienne n'est pas malade et que la tumeur blanche occupe principalement l'articulation de l'atlas avec l'occipital, quoiqu'il puisse exister des mouvements apparents de rotation, mouvements accomplis alors par les troisième, quatrième et cinquième vertèbres cervicales. De plus le gonflement des parties molles qui accompagne l'arthrite sous-occipitale peut souvent masquer les signes physiques des luxations.

Mais alors les douleurs occasionnées par le palper au niveau des apophyses ainsi que la saillie des vertèbres et leur situation anormale sont autant de signes des plus importants. Cependant il existe souvent une douleur permanente dont le siège est la nuque, mais qui peut toutefois s'étendre sous forme névralgique suivant le trajet des nerfs sous-occipitaux ; cette douleur augmente avec les mouvements de la tête.

La déglutition est sensiblement gênée par suite de la

tuméfaction existant du côté du pharynx, c'est pour cela que les anciens avaient qualifié cette affection du nom d'angine.

Les malades prennent une immobilité de la tête qui leur donne une physionomie toute particulière. « Au col les surfaces articulaires primitivement affectées gênent les mouvements de cette partie et donnent à la maladie l'apparence d'un simple torticolis; cependant les progrès du mal, la destruction successive des cartilages, des os et leur déplacement, démontrent la gravité de la lésion devenue alors irrémédiable » (Martin Solon, observation prise chez une femme âgée de 48 ans) (1).

De plus ce sont des abcès qui s'ouvrent à l'extérieur ou du côté du pharynx. Les symptômes les plus graves sont produits par les luxations pathologiques en raison desquelles la tête du malade prend différentes positions anormales. C'est à la suite de ces déplacements que peut avoir lieu la mort subite du malade; d'ailleurs les observations à cet égard, ne font pas défaut. Gros rapporte une observation où il cite un jeune enfant de trois mois chez lequel la paralysie était presque complète; après avoir éprouvé pendant quelque temps des difficultés dans les mouvements le malade mourut subitement à la suite de luxation (2). Waren cite une observation identique (3). Antérieurement

1. Martin Solon, *Arthrite des premières vertèbres cervicales; archives de médecine, tome 24, p. 335, 1830.*

2. Gros. P. A. — *Propositions sur différents sujets de chirurgie et de médecine.* Thèse de doctorat. Paris 1830, n° 263. *Carie de l'articulation occipito-atloïdienne,* page 16.

3. Waren. P. De l'inflammation articulaire des premières vertè-

Guersant (1) relate l'observation d'un enfant de quatre ans mort subitement après avoir été paralysé du bras droit (2).

Dans ces cas-là les signes sont les mêmes que dans les luxations.

Ces causes occasionnelles sont en général : le froid, les violences extérieures, l'action de porter sur le cou de lourds fardeaux souvent répétés, les entorses, les distensions des articulations de l'atlas, etc., etc. Les différentes diathèses sont souvent des causes prédisposant à cette maladie, il en est ainsi de la diathèse scrofuleuse, de la diathèse syphilitique (Martin Solon) (3), de la diathèse arthritique ou rhumatismale (Goetz, S. Cloquet).

Les lésions peuvent être bornées soit à l'articulation occipito-atloïdienne, soit à l'articulation axoïdo-atloïdienne. Suivant Dennut, la maladie affecterait plus fréquemment la première que la seconde ; opinion contraire à celle de la

bres cervicales. Thèse inaugurale, Paris 1831, n° 6. *Archives de médecine* 1831 : t. 18, p. 253.

1. Guersant. Carie des vertèbres cervicales et apoplexie de la moelle (*Archives de médecine*, t. 20, p. 452, 1829.

2. Ollivier d'Angers, *Traité de la moelle épinière et de ses maladies*, Paris 1827, deux volumes in-8, t. I, chap., de la compression de la moelle, 434 et suivantes. Un jeune homme de 22 ans, détenu à la prison de Bicêtre, fut pris d'une douleur violente à la partie postérieure du cou avec léger gonflement ; la pression est douloureuse au niveau de la première et deuxième vertèbre cervicale, la tête penchée sur le côté gauche reste immobile, les membres thoraciques et abdominaux sont engourdis, la déglutition est difficile, enfin paralysie complète des membres thoraciques, puis celle des membres abdominaux, puis mort subite.

3. *Archives de Médecine*, T. XXIV, 1830.

plupart des auteurs. Mais il est plus commun encore de trouver les deux articulations atteintes à la fois.

Les différents états pathologiques des vertèbres (carie, destruction des vertèbres), l'engorgement des tissus péri-articulaires, l'infiltration et foyer purulent, l'épaississement et état fongueux des cartilages, l'ulcération de la synoviale, etc., etc., entraînent avec eux des lésions qui compromettent la solidité des articulations qu'ils atteignent en modifiant la forme et les rapports des surfaces articulaires. Surviennent alors les luxations dont on comprendra toute la gravité si l'on songe au voisinage de la moelle : ce sont elles qui d'ailleurs offrent le plus de danger dans cette affection.

Les luxations occipito-atloïdiennes sont rares : elles sont bi-latérales ou uni-latérales : les déplacements de l'occipital sont de beaucoup les plus fréquents ; on ne cite qu'un exemple de déplacement en avant et encore il s'agissait d'une luxation uni-latérale droite.

Les luxations atloïdo-axoïdiennes plus communes présentent plusieurs variétés :

1° La *subluxation atloïdo-axoïdienne ou par inclinaison* dans laquelle les ligaments atloïdo-axoïdiens, les ligaments transverses et odontoïdiens ramollis venant à se rompre dans un mouvement brusque de la tête, l'atlas s'incline sur l'axis, l'apophyse odontoïde fait saillie dans le canal rachidien, de là la compression ou même la déchirure de la moelle et la mort subite.

2° La luxation bi-latérale ou par glissement, qui a presque constamment lieu en avant. Elle se produit lentement et par degrés ; l'arc postérieur de l'atlas se rapprochant

peu à peu de l'apophyse odontoïde d'où résulte un rétré-
cissement du canal médullaire qui peut devenir très pro-
noncé sans compromettre l'existence. Dans une pièce de
Duverney où l'ankylose attestait que la guérison avait eu
lieu, le diamètre du canal était réduit à trois millimètres.

3° La luxation unilatérale peut se faire en avant ou en
arrière. Les déplacements en arrière sont très rares ; ils
semblent exiger, pour qu'ils puissent se produire, que
l'apophyse odontoïde soit fracturée ou détruite par la
carie. Toutefois dans une observation de Richet, la masse
latérale gauche de l'atlas écartée de l'axis de 5 à 6 lignes
était portée en arrière de telle sorte que l'arc antérieur de
l'atlas comprimait la moelle par son côté droit. L'arc antérieur de l'atlas avait d'abord été élevé au-dessus de l'odontoïde et porté ensuite en arrière. La luxation unilatérale
en avant paraît la plus commune de toutes.

Les luxations simultanées de l'occipital sur l'atlas et de
l'atlas sur l'axis ne présentent aucune régularité et ne
sauraient être soumises à aucune classification.

Les divers déplacements pathologiques que nous venons
de signaler sont du reste souvent rendus plus complexes
et tout à fait irréguliers par suite de la destruction de parties osseuses plus ou moins considérables dont la dispari-
tion entraîne des déformations, des inclinaisons vicieuses,
qui diffèrent des luxations proprement dites et qui cependant les simulent fréquemment.

Les luxations qui accompagnent les lésions des premières
vertèbres cervicales déterminent soit du côté des parties
molles extérieures, soit du côté de la cavité rachidienne des
lésions qu'il est important de connaître ; ce sont des abcès

qui se montrent à la région postérieure du cou ; assez souvent c'est dans le tissu cellulaire rétro-pharyngien ; ces collections purulentes prennent leurs points de départ dans la lésion des vertèbres ; mais quelquefois ils constituent de simples abcès de voisinage.

Lorsque les déplacements ont lieu, les altérations de la moelle peuvent être très graves ; elle peut être comprimée, déchirée, et dans certains cas complètement détruite par une esquille, un fragment osseux et surtout par la saillie de l'apophyse odontoïde dans le canal rachidien comme cela s'observe dans la subluxation atloïdo-axoïdienne, dans laquelle, par suite de l'inclinaison brusque de l'atlas sur l'axis, le sommet de l'odontoïde proémine dans l'intérieur du canal (1).

Malgaigne a aussi admis un déplacement qu'il désignait sous le nom de pseudo-luxation qui, d'après le même auteur, est le plus souvent en rapport avec la déviation qui la détermine l'entretient et l'aggrave. Ces pseudo-luxations peuvent devenir subitement complètes et entraîner la mort.

Quoique cette maladie, comme on a pu le voir d'ailleurs, soit très grave, la tumeur blanche peut être heureusement enrayée dans sa marche quoique ces lésions soient étendues, et lag uérison par ankylose peut avoir lieu. Dans le cas contraire la mort survient, ceci le plus souvent, tantôt subitement par la compression brusque du bulbe rachidien, tantôt par myélite de voisinage, tantôt par l'épuisement et le marasme, ou bien par l'asphyxie lente qui résulte de l'impossibilité de l'expectoration.

1. *Traité élémentaire de pathologie externe.* Follin et Simon Duplay.

DU TRAITEMENT. — HISTORIQUE.

Le professeur Bust qui avait plusieurs fois reconnu cette maladie pendant la vie, ne paraît pas avoir senti toute l'importance de l'application d'appareils mécaniques dans cette affection.

Schupke, lui, ne signale ces appareils que pour s'élever contre toute tentative de réduction.

Ce n'est qu'en 1829, pour la première fois, qu'Auguste Bérard (1) signale et recommande de maintenir la tête immobile à l'aide d'appareils mécaniques.

Il s'exprime ainsi quant aux avantages que paraissent lui offrir ces moyens :

1°-Si la tête a de la tendance à s'incliner vers tel ou tel point, ces instruments soulagent l'action musculaire employée à lutter contre son poids ;

2° Ils s'opposeront à ce que le déplacement fasse de nouveaux progrès ;

3° Si par suite de la destruction des ligaments et des surfaces articulaires, la tête est mobile en tous sens, sur le rachis, ils empêchent un déplacement brusque des os dont le résultat est une lésion instantanée et profonde de la moelle épinière.

4° Et ce dernier avantage est des plus précieux ; l'absence des mouvements dans les articulations favorisera la formation d'une ankylose.

L'appareil alors employé était un collier matelassé con-

1. A. Bérard. Thèse de Paris, 1829.

venablement disposé pour soutenir d'une manière fixe le menton et l'occiput.

Bérard avec Schupke et Bouvier et la plupart des chirurgiens de l'époque s'élèvent contre la réduction des luxations, la considérant coníme imprudente et dangereuse.

Cette réduction, conseillée tout à fait en premier lieu par Van Swieten, fut recommandée de nouveau par Ollivier d'Angers (2), et Boyer, etc. ; pratiquée par Viricel de Lyon, et rapportée par Teissier père qui cite tout au long l'observation du sujet auquel Viricel appliqua cette réduction.

Teissier s'élève contre la réserve imposée à la chirurgie dans cette circonstance en faisant observer qu'il ne s'agit point de recourir à des manœuvres brusques, violentes ; mais de corriger lentement et progressivement la direction vicieuse prise par la tête, à l'aide de moyens mécaniques doués d'une action méthodique et graduée (3).

Les moyens mécaniques auxquels Viricel de Lyon eut recours avec succès pour obtenir la réduction d'une luxation atloïdo-axoïdienne consécutive à une arthrite rhumatismale chez un jeune enfant de 13 ans, dont l'observation est rapportée par Teissier dans sa thèse, furent établis par Millet de la façon suivante. Construits en vue de remplir en même temps la double indication de redresser graduellement la tête en la reportant en arrière et de repousser en avant la saillie de l'axis, ils comprenaient : 1° un collier matelassé avec soin et destiné à agir sur l'extrémité du

1. Van Swieten. *Commentaria in Boerhanirii Aphorimes*, 1749, t. II, p. 705.
2. Ollivier, *Archives de médecine*, t. XXIV, p. 530.
3. Tessier, Th. de Paris, 1841.

menton, à l'aide d'un coussin épais pour faire basculer la tête d'avant en arrière ; 2° un mécanisme à glissant, dont l'extrémité, en forme de croissant, s'appuyait sur la partie supérieure du cou ; 3° deux courroies embrassant le front, de manière à le porter en arrière et à le fixer dans cette position.

Ces diverses parties de l'appareil prenaient leurs points d'appui sur un fauteuil où le malade était placé et soutenu au moyen de supports passant sous les bras et de coussins entourant le corps. Le collier recevait son action extensive d'un ressort à double ellipse formé de deux lames cintrées et articulées par leurs extrémités. Ces lames étaient, en outre, traversées par une tige métallique graduée, assujettie du côté supérieur au moyen d'un écrou, et terminée en bas par un treuil avec sa poulie, sur laquelle s'enroulait la corde destinée à produire l'extension. Ce système de traction était arrêté sur une traverse placée à $0^m,65$ au-dessus de la tête.

Le mécanisme à glissant destiné à exercer la pression, se composait d'une tige de bois terminée par un croissant de même substance matelassé. Cette tige traversait la mortaise d'un support fixé sur le montant du fauteuil où elle était arrêtée par une clavette. Les courroies venaient prendre leur insertion sur ce support ; plus tard, on ajouta deux petits points d'appui pour la partie supérieure de la tête afin d'empêcher son balancement.

Cet appareil dont le mode d'action avait pour effet de contre-balancer l'action des fléchisseurs en soulevant la tête, de produire une extension graduée et une légère pression sur la saillie formée en arrière par l'axis, ne fut d'abord appliqué le premier jour que pendant quelques minutes seulement à divers intervalles. Au bout de huit jours, on arriva à le laisser en place pendant une demi heure ; après deux mois l'enfant le supportait pendant deux ou trois heures ; au sixième mois il y était complètement accoutumé.

Dès la deuxième semaine, le mouvement revint dans les doigts ; après six semaines, à l'avant-bras ; après trois mois dans tout le membre. A cette époque, une amélioration sensible se manifesta dans les autres parties paralysées. La saillie de l'axis disparut entièrement après le neuvième mois, et la guérison fut complète, à part une raideur persistante dans le cou.

Malgré le succès obtenu à l'aide de ce procédé on ne saurait méconnaître que l'appareil est par trop compliqué et que de plus on ne saurait y apporter trop de ménagements en vue des accidents graves qui peuvent arriver ; aussi la plupart des chirurgiens repoussent-ils toute tentative de ce genre. Toutefois il est souvent possible lorsque le déplacement est en voie de se produire en arrêter les progrès. Jusqu'à présent on obtenait ce résultat soit à l'aide de machines consistant en colliers métalliques ou de différentes sortes, ou encore à l'aide de divers appareils tels que les minerves, etc., etc.

Les colliers indifféremment employés étaient comme celui que conseillait Malgaigne un collier modelé avec une lame de carton découpé en forme de cravate large ; le carton seul manquant de solidité on avait proposé pour lui donner une résistance suffisante de le revêtir d'une couche amidonnée et d'un vernis. J. Guérin avait recours autrefois au cuir bouilli ; Broca remplaça le cuir bouilli par de la gutta-

percha qu'on pouvait modeler sur la région ; enfin des
colliers de cuir moulé et renforcé de quelques lamelles
d'acier employés d'abord par Guersant, Bouvier, étaient
très usités. A. Bonnet avait conséillé, lui aussi, un collier
fait de toile métallique mais ces différents colliers offrent
un inconvénient sérieux : c'est qu'en prenant le point
d'appui sur les épaules ils communiquent au cou et à la
tête les mouvements du thorax.

Il en est de même du collier de cuir moulé de Charrière,
qui est constitué par une large plaque de baudrier, faisant
le tour du cou et s'étendant depuis les épaules jusqu'au
bord de la mâchoire et à l'occipital. Cette pièce de cuir
cambrée sur le moule de plâtre pris sur le sujet est renforcée
par quelques minces lames d'acier nécessaires pour éviter
la déformation de l'appareil. Elle offre en avant une échan-
crure afin de ne point gêner les organes situés dans la région cervicale antérieure. Elle se forme en arrière au moyen
d'un lacet. L'intérieur est doublé d'une peau douce et le
bord supérieur convenablement rembourré. Deux bretelles
élastiques attachées en haut à des boutons fixés sur la face
postérieure du plastron, et en bas à la ceinture des vête-
ments empêchent le collier de remonter et de tourner.

Les colliers métalliques offrent les mêmes inconvénients ;
ceux employés anciennement dans les hôpitaux ont subi plusieurs modifications apportées par Charrière. Ils se compo-
sent de deux parties reliées par quatre montants qui peuvent
allongées on raccourcies à l'aide d'un pas de vis et d'un
écrou mobile sur les tiges.

La partie supérieure est formée de deux demi-cercles de
fer bien matelassés conformés de manière à s'adapter contre

le bord de la mâchoire et l'apophyse mastoïde ; la partie inférieure comprend deux larges plaques de métal, recouvertes de cuir et rembourrées à leur face interne. Ces plaques articulées en arrière par une charnière permettant d'ouvrir l'appareil pour le placer sont retenues en avan à l'aide d'une patte de cuir qui se fixe à des boutons. Elles sont conformées de façon à entourer la base du cou et à s'appliquer en avant et en arrière sur la partie supérieure de la poitrine : ce sont là à peu près tous les colliers employés jusqu'à ce jour.

Cependant, je crois bon de dire quelques mots sur le collier à inclinaison de Bonnet. Construit suivant un mécanisme un peu différent des précédents, il consiste en une enveloppe solide appliquée sur les épaules et la poitrine qui sert à supporter deux montants de fer doux dont l'extrémité supérieure est traversée par une tige horizontale que l'on peut faire avancer ou reculer à volonté au moyen d'un pas de vis. Chaque tige est armée à son extrémité interne d'une pelote ovalaire bien matelassée. En somme, c'est un appareil portatif et d'une application qui ne peut pas être continue.

A côté des colliers, on a aussi employé les minerves qui sont des appareils qui se relient à la fois au bassin par une ceinture et au thorax par des montants latéraux surmontés de crosses sous-axillaires ou par une tige médiane postérieure renforcée d'une plaque dorsale donnant attache à des épaulettes.

La ceinture et la pièce dorsale servent de points d'appui à la portion cervicale et céphalique de l'appareil qui est constituée par un levier de fer recourbé avec ou sans brisures. Telles sont la minerve de Mellét, la minerve de Bouvier, la minerve de Charrière, la minerve de Drutel-Blanc de Lyon, composée d'une sorte de demi-cuirasse postérieure, d'un levier céphalique et d'une mentonnière en forme de collier. La cuirasse dorsale est évasée dans les parties latérales et présente au niveau de la base du cou deux prolongements adaptés à la conformation des épaules sur lesquelles ils sont destinés à prendre un large point d'appui. Elle est reliée au tronc par une ceinture et aux épaules par deux embrasses rembourrées passant sous les aisselles. Elle supporte le levier céphalique, lequel est recourbé en demi-cercle et muni au niveau de la nuque de deux brisures avec articulations à vis sans fin mordant sur une roue dentée semblable à celle des minerves précédentes.

Les minerves étaient préférables aux colliers en ce qu'elles assuraient mieux l'immobilité, mais leur construction qui comprend plusieurs pièces de fer articulées est beaucoup plus compliquée. Déjà assez incommodes à porter pendant le jour, les minerves le sont bien davantage pendant la nuit.

Quelques appareils spéciaux néanmoins avaient été construits en vue de suppléer aux colliers et aux minerves : tels sont les appareils de Bigg applicables suivant la gravité de l'affection ou l'âge des sujets. Un premier appareil était destiné aux cas les moins graves ; c'est une sorte de demi-cuirasse postérieure faite d'une pièce de gutta-percha moulée sur la nuque ; la partie supérieure des épaules et le dos assujettie en avant au moyen d'un demi-corset de coutil et en haut par des épaulettes. A son extrémité supérieure, répondant à l'occiput, est adapté un demi-cercle de métal mince bien rembourré disposé de façon à recevoir la tête et à la soutenir doucement, en s'appliquant au-dessous des oreilles.

Le second appareil était réservé aux déviations compliquées d'incurvation de la colonne cervicale en avant. C'est une minerve dont la portion céphalique a été modifiée de façon à saisir solidement la tête au niveau des tempes. A cet effet, les branches du levier céphalique sont pourvues, à leur jonction avec la tige cervicale, d'une articulation qui permet de les élever, de les abaisser, de les écarter ou de les rapprocher à volonté. Elles sont conformées de manière à embrasser exactement la tête depuis l'occiput jusqu'aux tempes où elles se terminent par des pelotes oblongues bien rembourrées.

Citons encore l'appareil de Bischop qui se compose d'une plaque cervico-dorsale faite de métal bien rembourré et conformée sur la région vertébrale, d'un support en forme de demi-bandeau postérieur, à branches horizontales et disposées de façon à soutenir la tête en s'appliquant au-dessous des oreilles. Il est réuni à l'extrémité supérieure de la plaque dorsale par une articulation qui laisse libre le mouvement d'extension et de rotation ; mais qui limite celui de flexion et qui s'oppose à toute inclinaison latérale : l'appareil est fixé par des épaulettes, une bande thoracique et une ceinture.

Enfin Mathieu avait construit un appareil ayant pour but de renforcer le tuteur vertébral par des tuteurs placés en avant. Sur le tuteur médian postérieur était articulé en haut une sorte de joug analogue au demi-cercle supérieur du collier métallique à tige. Le joug bien matelassé embrassait l'occipital et la base de la mâchoire de chaque côté.

En outre de la tige vertébrale deux tuteurs latéraux prenant un point d'appui sur la ceinture soutenaient les épaules au moyen de crosses sous-axillaires.

Enfin de l'angle antérieur de chaque crosse partait un levier exactement conformé sur la région latérale du cou se dirigeant obliquement de bas en haut et de dehors en dedans pour venir aboutir à l'extrémité antérieure du joug sur le côté du menton.

Tels sont tous les appareils employés jusqu'à cè jour.

CHAPITRE III

DESCRIPTION DU NOUVEL APPAREIL

Il ne serait pas difficile de prouver combien la plupart des appareils usités jusqu'ici présentent de nombreux inconvénients qui sont :

1° L'imparfaite immobilité de la tête ;

2° La difficulté d'une application permanente ;

3° La fabrication difficile de ces appareils ;

4° Leur prix élevé.

Aussi avoir à sa disposition les moyens de construire rapidement un appareil solide et peu coûteux est certainement un progrès considérable et c'est ce qui explique la rapidité avec laquelle s'est répandu l'usage des « plaster-jacket du docteur Sayre dans le traitement » du *Mal de Pott* et de la *Scoliose*. Posséder, pour les tumeurs blanches sous-occipitales, les maux de Pott de la région cervicale, un appareil analogue, que le chirurgien peut construire lui-même et seul à peu de frais, était un désidératum qu'il s'agissait de combler.

Combler ce désidératum c'est ce qu'a pris à tâche M. le professeur Duplay Il fit alors à ce sujet plusieurs essais ayant tous pour principe et point de départ d'immobiliser la tête en prenant d'une part la calotte crânienne, d'autre part le tronc et en reliant ces deux parties par des bandes-attelles plâtrées servant de tuteurs.

Dans les premiers appareils qu'il appliqua, M. le professeur Duplay couvrait entièrement la nuque du malade. Mais il s'aperçut bientôt aussi bien chez les malades qu'il soignait lui-même, que chez ceux qui portaient des appareils construits par ses élèves qu'il y aurait grand avantage à maintenir toujours accessible la partie postérieure de la nuque de façon à pouvoir appliquer sur cette dernière des topiques et des révulsifs divers.

Cette façon de faire devait aussi offrir une grande importance car elle permettrait ainsi de pouvoir surveiller l'état de la région malade, constater quels peuvent-être les progrès du gonflement et saisir facilement l'apparition possible de collections purulentes.

Après plusieurs essais auxquels nous avons assisté, M. le professeur Duplay a cru pouvoir tirer bon parti de l'appareil que nous allons décrire. D'ailleurs le malade qui en est actuellement porteur a éprouvé de tels soulagements dans son état que cet appareil paraît devoir satisfaire à toutes les indications.

L'appareil en place se compose de trois parties :

1° Une portion céphalique ;

2° Une portion thoracique ;

3° Une portion cervicale destinée à réunir les deux autres ;

a. — Portion céphalique. — Elle est constituée par une bande circulaire plâtrée passant au-dessus des arcades sourcillières, au-dessus des oreilles, et sur l'occiput, de manière en enclaver la tête à la façon d'une coiffe de chapeau très enfoncée.

Cette bande circulaire est renforcée par une bande transversale allant d'une région temporale à l'autre.

b. — *Portion thoracique.* — Elle n'est autre qu'un corset semblable au « plaster-jacket » du Dr Sayre, mais pouvant descendre moins bas que celui-dans la plupart des cas. C'est dans son épaisseur que viendront se fixer et prendre un point d'appui les bandes-attelles plâtrées servant de tuteurs et qui constituent la portion cervicale de l'appareil.

c. — *Portion cervicale.* — Elle est constituée par trois bandes-attelles de chaque côté : l'une postérieure partant en haut de la région mastoïdienne au-dessus de laquelle elle est fixée dans la couronne céphalique, puis descend le long des muscles grand complexus et splenius pour aller passer ensuite sur la partie la plus interne des fosses sus-épineuses et prendre attache dans le corset thoracique.

De chaque côté cette bande-attelle reste écartée de la ligne médiane d'environ trois centimètres. Il en résulte qu'elle limite avec celle du côté opposé, d'une part la couronne céphalique, et le corset d'autre part, formant de la sorte un espace rectangulaire dans lequel apparaissent la nuque et la colonne cervicale.

De la même région mastoïdienne et au même point de la couronne céphalique part de chaque côté une autre bande-attelle qui descend obliquement en avant en suivant la partie latérale du cou, le long du sterno-mastoïdien, arrive sur la région sternale, croise la bande attelle correspondante du côté opposé et vient s'insérer dans la partie antérieure du corset thoracique.

Une troisième bande-attelle réunit transversalement les

deux parties latérales de la couronne céphalique en passant au-dessus de la tête. Après quoi elle envoie des prolongements en bas de chaque côté passant au-devant des oreilles et recouvrant les massèters, continuant ensuite leur trajet pour venir se terminer vers la partie interne des clavicules tout en restant presque verticales. Elles croisent alors les parties inférieures des bandes-attelles sterno-mastoïdiennes tout en restant sensiblement parallèles l'une à l'autre, elles suivent le sternum et viennent pénétrer ainsi dans le corset thoracique.

Cette dernière bande platrée concourt à la solidité de l'appareil en empêchant la tendance qu'il pourrait avoir à fléchir en avant. Mais contrairement aux bandes-attelles sterno-mastoïdiennes et aux bandes-attelles postérieures, elles ne peuvent être appliquées directement sur les parties molles.

Elles doivent en effet en rester notablement écartées au niveau de la région massétérine et sus-hyoïdienne, de façon à permettre les mouvements de mastication.

Nous ferons remarquer que la portion céphalique de l'appareil et surtout la couronne ne peuvent être immédiatement appliquées sur la peau. Aussi est-il nécessaire de placer préalablement au-dessous d'elles une légère couche d'ouate. Telle est la physionomie générale de l'appareil mis en place.

CHAPITRE IV

On prendra des bandes de tarlatane présentant douze épaisseurs et ayant les dimensions suivantes :

1° Une première bande-attelle ayant $1^m,25$ de long et $0^m,05$ ou $0^m,06$ de large, elle sera destinée à faire deux fois le tour de la tête. Entre son premier et son second tour seront placées les extrémités supérieures des bandes-attelles cervicales ;

2° Celles-ci doivent avoir les dimensions suivantes :

α. — Les bandes-attelles postérieures devant suivre le trajet du grand complexus et splénius, mesureront chacune en longueur $0^m,55$ et $0^m,08$ de largeur.

β. — Deux bandes-attelles devant suivre le trajet des muscles sterno-mastoïdiens mesureront chacune $0^m,50$ de long sur $0^m,06$ de large.

γ. — Une bande mesurant $1^m,35$ de long sur $0^m,05$ de large, destinée à être appliquée par son milieu sur le sommet de la tête et devant passer en avant des oreilles.

Toutes les bandes-attelles seront ainsi préparées d'avance et au moment de leur application on placera dans l'épaisseur des bandes-attelles sterno-mastoïdiennes et dans les bandes-attelles postérieures une tige de zinc de deux centimètres de largeur qui aura pour action de les renforcer, et de les empêcher de se briser. On aura de plus un nombre suffisant de tarlatane plâtrée comme celle qu'on utilise pour l'application du corset de Sayre.

Les choses étant ainsi préparées avant de faire l'application définitive de l'appareil il sera utile de faire une première application d'essai avec les bandes non trempées dans le plâtre afin de bien se rendre compte si toutes les différentes parties devant composer l'appareil répondent à toutes les indications et pour ainsi dire se trouvent à la mesure du malade.

Ceci fait on commencera par tremper les bandes-attelles dans l'eau additionnée de plâtre comme dans toute application d'appareil plâtré.

Après cela, on commencera immédiatement l'application du corset thoracique (placé par-dessus un maillot suivant l'usage). Lorsqu'on sera arrivé à donner à celui-ci la moitié de son épaisseur, on appliquera un premier tour de la couronne céphalique. Un aide maintient avec le doigt ce premier tour et soutient l'extrémité encore flottante de la bande qui est destinée à compléter la couronne par un deuxième tour.

L'opérateur place rapidement les bandes-attelles postérieures et sterno-mastoïdiennes ainsi que la bande transversale passant au-dessus de la tête, dont les parties inférieures, vont descendre selon leur trajet déjà indiqué.

Les mains d'un autre aide maintiennent en place ces diverses bandes, ou si l'on n'a pas d'aides en nombre suffisant, on pourra les maintenir par quelques tours de bande de gaze non plâtrée rapidement jetée autour de la tête et du cou et dont les parties gênantes seront coupées ultérieurement à volonté.

On complète alors la couronne céphalique en faisant décrire à la bande qui va la former une nouvelle circonférence qui recouvrira l'extrémité supérieure des bandes-attelles cervicales. On complète enfin le corset thoracique par des tours de bande qui recouvrent et enchassent les extrémités inférieures de toutes les bandes-attelles cervicales en ayant soin de faire croiser les bandes-attelles sterno-mastoïdiennes qui doivent venir s'insérer dans la partie antérieure du corset thoracique.

On donnera au corset une épaisseur suffisante (en général trois bandes suffisent, dont une appliquée immédiatement sur le maillot et enfin deux autres bandes appliquées par dessus).

Il est souvent bon de compléter cet appareil à l'aide de quelques trajets de bandes plâtrées jetées sur la base du cou et l'aisselle du côté opposé de façon à former en avant comme en arrière un bandage croisé léger, mais appliquant bien sur la base du cou les bandes-attelles qui y sont placées.

Il importe cependant dans l'application de ces derniers tours de bande de ne pas s'écarter de la base du cou de façon à laisser aux épaules leur mobilité. Si, en effet, on dépassait la partie moyenne des clavicules le malade serait gêné dans l'usage de ses bras et de plus tous les mouvements qu'il leur imprimerait se transmettraient aux portions cervicales et céphaliques de l'appareil qu'elles tendraient à briser ou bien auquel elles imprimeraient des mouvements tout à fait contre-indiqués.

Il est aussi nécessaire de placer d'avance une couche plus épaisse d'ouate au niveau des muscles temporaux, sans quoi leur contraction serait gênée et la mastication deviendrait presque impossible.

Il est bien entendu que pendant l'application de l'appareil on ne fait pas usage de la suspension qui pourrait occasionner les accidents les plus graves. Mais il paraît assez important, au moins dans un certain nombre de cas, d'appliquer l'appareil lorsque le malade vient de se reposer au lit pendant un certain nombre d'heures. Car alors en effet la colonne vertébrale affaiblie n'a pas subi cette légère inclinaison vicieuse qui s'accentue toujours le soir sous l'influence de la pesanteur.

Il convient donc autant que possible d'appliquer l'appareil au saut du lit, l'application d'essai et sa préparation ayant été faites la veille.

CHAPITRE IV

Dans le courant de juin 1882, le nommé Schulie, exerçant la profession de tailleur, âgé de 31 ans, entre à l'hôpital Lariboisière dans le service de M. Duplay.

Dans son enfance, Schulie a eu la fièvre typhoïde, la scarlatine. A l'âge de deux ans il dit avoir eu un abcès au niveau de la nuque ; à l'âge de sept ans, il eut un nouvel abcès sur le front. Il affirme qu'il n'a jamais eu de gourme, ni de maux d'yeux, ni aucune autre manifestation scrofuleuse.

Tels sont les antécédents de ce malade au point de vue de sa santé ; cependant à l'âge de vingt ans, dans le courant de l'année 1871, le malade prétend avoir eu plusieurs manifestations rhumatismales ; dans le courant de l'année 1875, ces mêmes manifestations rhumatismales se renouvelèrent.

Depuis 1875, il ressentit aussi des douleurs maxillaires qui, d'après lui, auraient eu les mêmes caractères que les douleurs rhumatismales qu'il avait déjà ressenties auparavant.

Ce malade a eu une blennorrhagie mais il n'a pas eu la syphilis.

Comme antécédents de famille, le malade ne peut nous donner aucun renseignement ou du moins nous a affirmé qu'aucun des siens n'était mort de tuberculose. Cependant il se rappelle avoir eu trois sœurs qui sont mortes en nourrice.

Il y a quatre ans il a commencé à éprouver quelques douleurs dans le cou et de la gêne pour tourner la tête. Ces phénomènes ont persisté jusqu'au mois d'août 1881, époque à laquelle les douleurs devinrent bien plus vives et avec elles les mouvements de la tête furent absolument impossibles.

En même temps il ressentait des tiraillements dans le cou et la nuque (1) ; tous ces phénomènes ne cessaient que la nuit, ou par le repos au lit.

C'est alors qu'on lui fit comme traitement des badigeonnages à la teinture d'iode, qu'on lui appliqua du collodion, des vésicatoires, des pointes de feu, et qu'on lui fit de nombreuses piqûres de morphine. Tous traitements qui ne parvinrent qu'à le calmer passagèrement.

A cette époque même M. Ledentu, dans le service duquel notre malade passa quelque temps, ne lui appliqua aucun appareil. C'est alors que dans le courant du mois de juin dernier le malade se décida à rentrer à l'hôpital Lariboisiére.

A ce moment on observait du gonflement de la nuque, accompagné d'une légère rougeur. De plus au palper on éprouve de la difficulté à sentir les apophyses des vertèbres de cette région ; la tête était toujours penchée.

M. le professeur Duplay songea alors à faire à ce malade une première application de l'appareil que nous avons précédemment décrit.

1. Accompagnés souvent de disphagie.

Après l'application de l'appareil le malade quitta l'hôpital et il nous a assuré qu'à partir de ce moment tous les phénomènes qu'il ressentait par le passé avaient disparu. Le 13 juillet dernier on lui appliqua un nouvel appareil modifié sous certains rapports.

Au moment où nous terminons cette observation, il nous a été permis de revoir le malade qui nous a affirmé à nouveau se trouver très-bien depuis qu'il est porteur de l'appareil.

En résumé cet appareil nous paraît offrir de grands avantages sur ceux employés jusqu'aujourd'hui. Il semble également remplir d'une manière exacte l'indication thérapeutique ; il présente de plus une supériorité incontestable pour pouvoir être placé par le chirurgien lui-même en quelque lieu qu'il se trouve et supprime ainsi l'intervention du fabricant d'instruments.

Une fois placé cet appareil plâtré permet au malade de pouvoir aller et venir sans aucune gêne ; de pouvoir vaquer à ses occupations tout en ayant la tête maintenue complètement immobile.

Il fixe la tête dans une position convenable, telle que tout déplacement est impossible ; et elle conservera cette position pendant toute la durée de l'application de l'appareil, durée qui sera déterminée suivant le cas par le chirurgien.

La tête et le tronc étant pour ainsi dire solidaires l'un de l'autre, l'appareil une fois placé, le tronc ne pourra être entraîné dans aucun sens sans que la tête ne suive ses mouvements, que le malade soit dans la position horizontale ou verticale, ou dans le passage d'une de ces positions à l'autre.

De plus il offre les avantages considérables d'être bien supporté par le malade, ce qui le fait être préférable au collier qui n'immobiliserait qu'imparfaitement dans la position verticale, et n'immobiliserait pas du tout dans la position horizontale. Les minerves sont mal supportées et sont souvent d'un poids énorme, très fatigant pour le malade.

Le nouvel appareil pourrait aussi s'appliquer avantageusement dans tous les cas de Mal de Pott cervical.

Imprimerie A. DERENNE, Mayenne. — Paris, boulevard Saint-Michel, 52.